UNION DES FEMMES DE FRANCE

ANTISEPSIE ET ASEPSIE

CONFÉRENCE

FAITE AU PALAIS DES FACULTÉS, LE 7 JANVIER 1891

PAR

Le Dr H. BOUSQUET

Ancien professeur agrégé à l'École du Val-de-Grâce
Professeur suppléant à l'École de Médecine de Clermont-Ferrand
Lauréat (prix Gerdy), 1882
Et Membre correspondant national de la Société de chirurgie
Lauréat de la Faculté de Médecine de Paris, prix Chateauvillard, 1886

CLERMONT-FERRAND

TYPOGRAPHIE ET LITHOGRAPHIE G. MONT-LOUIS
Rue Barbançon, 2

1891

UNION DES FEMMES DE FRANCE

ANTISEPSIE ET ASEPSIE

CONFÉRENCE

FAITE AU PALAIS DES FACULTÉS, LE 7 JANVIER 1891

PAR

Le Dr H. BOUSQUET

Ancien professeur agrégé à l'École du Val-de-Grâce
Professeur suppléant à l'École de Médecine de Clermont-Ferrand
Lauréat (prix Gerdy), 1882
Et Membre correspondant national de la Société de chirurgie
Lauréat de la Faculté de Médecine de Paris, prix Chateauvillard, 1886

CLERMONT-FERRAND

TYPOGRAPHIE ET LITHOGRAPHIE G. MONT-LOUIS

Rue Barbançon, 2

1891

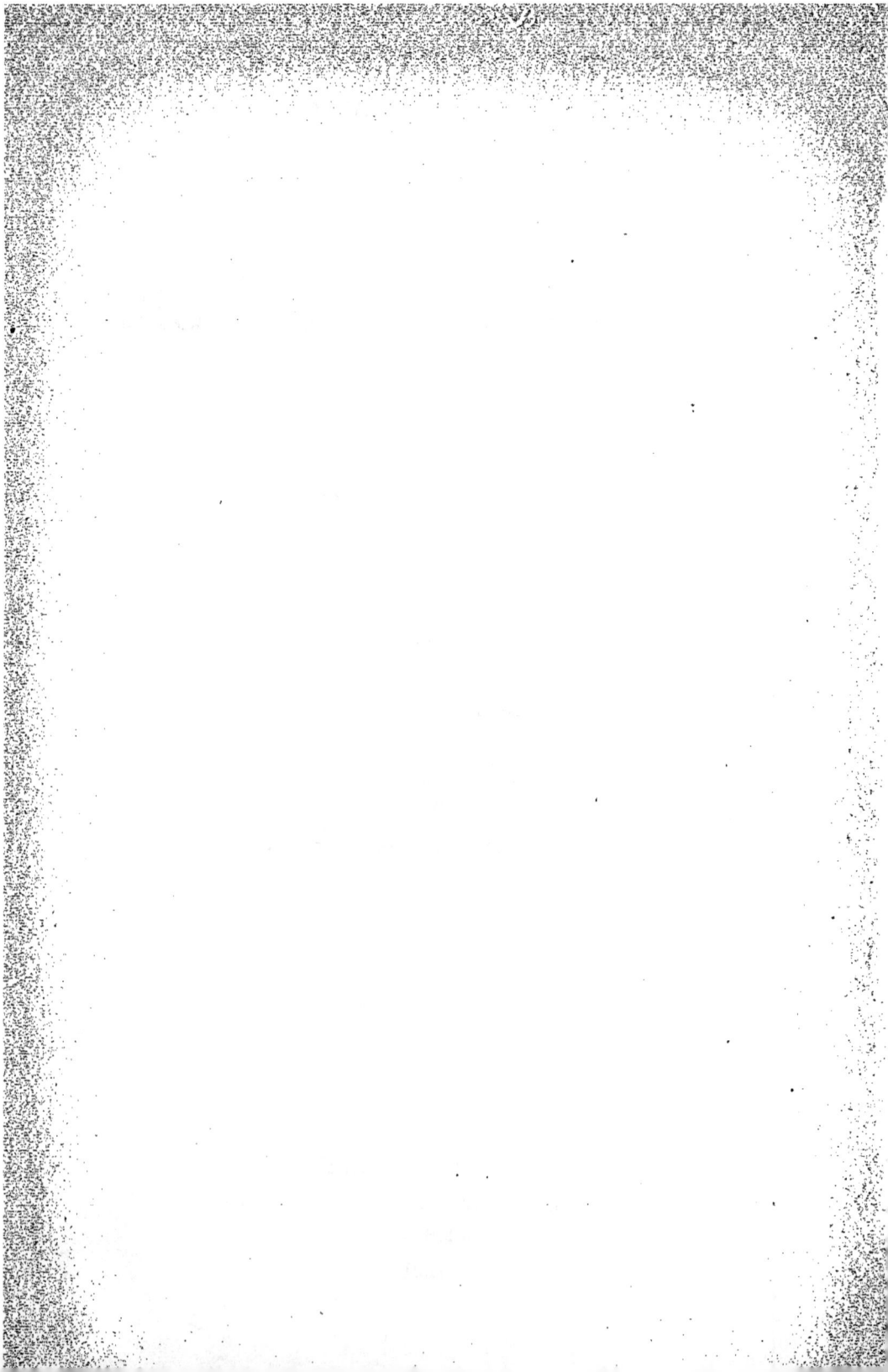

UNION DES FEMMES DE FRANCE

ANTISEPSIE ET ASEPSIE

CONFÉRENCE

Faite au Palais des Facultés, le 7 Janvier 1891

MESDAMES,

Lorsqu'il a été décidé que les conférences hebdomadaires de la Faculté seraient remplacées, cette année, par des leçons faites à l'*Union des Femmes de France*, nous avons demandé à votre aimable secrétaire, dans l'intérêt même de votre Société, de prier les plus compétents seuls de se charger de ce périlleux honneur, et partant de vouloir bien nous oublier sur ses listes. Il n'a pas été fait droit à notre requête et dès lors nous avons dû songer à nous exécuter. Si donc, en sortant de cette salle, vous pouvez vous affirmer à vous-mêmes que vous avez perdu une heure qui eût été beaucoup mieux employée ailleurs, vous voudrez bien vous en prendre, non à votre serviteur qui aura fait son possible pour vous intéresser, mais à Madame la Secrétaire qui aurait dû mieux choisir ses orateurs; et malgré ce que pareille conduite a de peu chevaleresque, nous n'hésitons pas à la livrer à votre juste courroux.

Nombre d'entre vous trouveront sans doute que nous aurions dû choisir tout autre sujet, puisque déjà, à maintes reprises, nous avons attiré votre attention sur les méthodes scientifiques qui permettent à la chirurgie de faire chaque jour de véritables prodiges ; cependant il nous a semblé qu'il y aurait avantage à revenir encore sur ce point, car faire pénétrer dans le public les théories qui heurtent de front ses préjugés, est chose fort difficile. Dès 1868 l'on a commencé à parler sérieusement d'antisepsie, et en 1880, douze ans après, c'est à peine si quelques chirurgiens des hôpitaux de Paris avaient sur ce sujet des notions bien nettes ; à l'heure actuelle, 23 ans se sont écoulés et cependant on trouverait encore, sans chercher beaucoup, nombre de médecins, voire même de chirurgiens, pour lesquels antisepsie et asepsie sont de pures utopies. Si donc il a fallu un quart de siècle pour convertir aux idées pastoriennes ceux qui par leur profession semblaient les plus aptes à les admettre, vous nous accorderez bien que trois ou quatre conférences ne seront pas superflues si vous voulez avoir quelques notions précises sur ces grandes questions.

Qu'est-ce donc que l'antisepsie?

Comme l'indique l'origine du mot (αντι, contre, et σηψις, putréfaction, pourriture), l'antisepsie est destinée à prévenir et à arrêter la putréfaction des matières animales et végétales, à détruire les mauvaises odeurs, les miasmes et les microbes ; aussi l'antisepsie chirurgicale a-t-elle pour but de prévenir ou d'arrêter l'infection des plaies.

Or, les blessures s'infectent par l'air et le milieu ambiant : et par milieu ambiant, il faut entendre toutes les substances malpropres qui peuvent être mises au contact des plaies : doigts du chirurgien, instruments rouillés ou en mauvais état, pansements sales, etc.

Pour arriver à nous rendre un compte exact des procédés employés par la méthode antiseptique pour s'opposer à cette infection, il est nécessaire d'être nettement fixé sur les données scientifiques qui ont servi de base à cette méthode. Il y a trois ans, dans une précédente conférence (1), nous avons eu déjà l'honneur de vous exposer ces principes ; permettez-nous de revenir quelques instants sur ce sujet si important.

Ce sont les remarquables travaux de M. Pasteur sur la fermentation qui ont dirigé les recherches des créateurs de l'antisepsie chirurgicale : Lister à Glascow et Alphonse Guérin à Paris.

Dès 1864, à la suite d'expériences aussi nombreuses qu'intéressantes, M. Pasteur avait pu affirmer dans une leçon faite à la Sorbonne « que la génération spontanée était une chimère, et que dans aucune circonstance les êtres microscopiques répandus en si grande quantité dans l'air, ne venaient au monde sans germes, sans parents semblables à eux-mêmes. » Puis, poussé par ses recherches, il en arrivait à établir que toutes les fermentations étaient sous la dépendance des organismes-inférieurs. Il démontrait, par exemple, que la levûre de bière, préalablement *stérilisée* et conservée en vases clos et *stérilisés* eux aussi, entrait en fermentation dès qu'on faisait arriver à son contact de l'air ordinaire, c'est-à-dire de l'air contenant des germes, tandis qu'au contraire cette même levûre *stérilisée* restait absolument neutre et ne subissait aucune modification lorsqu'on la mettait en présence d'air *chimiquement pur*, c'est-à-dire débarrassée de toute substance étrangère à l'aide de préparations spéciales.

Ces données ne tardèrent pas à être transportées dans le domaine de la pathologie humaine. Partisans convaincus des doctrines de Pasteur, Lister et Guérin virent dans les germes contenus dans l'air en si grande abondance la cause intime des accidents qui sévissaient sur les blessés. Ils pensèrent que ce sont ces germes, ces microbes, comme on les appelle aujourd'hui, qui, en arrivant à la surface des

---

(1) L'antisepsie et la chirurgie contemporaine. Clermont-Ferrand, 1887.

blessures, y développaient des phénomènes de l'ordre des putréfactions ou des fermentations.

Guidés par ces idées, ils organisèrent deux méthodes destinées à soustraire les plaies à ce contact funeste et à empêcher les organismes vivants d'arriver jusqu'à elles.

Le chirurgien de l'Hôtel-Dieu de Paris, A. Guérin, s'adresse aux agents physiques et entasse autour des plaies une substance, l'ouate, à travers les mailles de laquelle l'air passera, mais dont la trame, véritable filtre, arrêtera germes et vibrions pour ne laisser arriver à la plaie qu'un air absolument pur, partant incapable de nuire. Malheureusement le pansement de Guérin péchait par plusieurs points. Si dans les expériences dont nous avons parlé, la levûre de bière ne fermentait pas au contact de l'air *chimiquement pur*, c'est parce que cette levûre de bière avait été elle-même *stérilisée* au préalable. Or les plaies que recouvrait le pansement ouaté avaient déjà subi un contact prolongé avec l'air ambiant, elles s'étaient chargées de germes. En les enveloppant d'ouate, on mettait ces germes dans des conditions parfaites pour leur développement, et lorsque parmi ces germes ainsi inclus se trouvaient ceux qui favorisent la putréfaction, le loup était bel et dûment enfermé dans la bergerie, d'où les insuccès.

Mieux inspiré, le chirurgien de Glascow, utilisant les propriétés germicides de l'acide phénique, imagina une méthode chirurgicale complète. Pour défendre les plaies contre l'atteinte des microbes, Lister forme autour d'elles une atmosphère dans laquelle germes et microbes ne peuvent vivre; mais il faut que la protection soit constante, c'est-à-dire que depuis l'acte opératoire jusqu'à la guérison il n'y ait aucune interruption dans la préservation, aucune brèche par laquelle puisse s'introduire l'ennemi; de là une série de précautions destinées à assurer la destruction des germes : 1° avant l'opération; 2° pendant l'opération; 3° après l'opération.

A. *Avant l'opération.* — Tout ce qui doit toucher l'opéré : instruments, éponges, mains du chirurgien, doit être rigoureusement propre et avoir séjourné dans des substances antiseptiques. Les instruments, après avoir été lavés à l'eau chaude et au savon, sont ensuite plongés dans une solution phéniquée forte à 5 0.0. Les mains sont également brossées avec de l'eau chaude et du savon, puis plongées dans la même solution forte. Enfin la région sur laquelle va avoir lieu l'acte chirurgical nécessite elle aussi un nettoyage spécial avec de l'eau tiède et du savon, puis ensuite avec un liquide antiseptique. Si antérieurement cette région a été recouverte de pommades ou d'onguents, l'eau chaude et le savon ne suffisent plus, il faut recourir à l'éther ou à l'essence de térébenthine.

Pendant ce temps, la salle d'opération est soumise à une préparation particulière, les murs et le plafond étant lavés avec des solutions antiseptiques ; pour détruire les microbes contenus en suspension dans l'air, on fait fonctionner un pulvérisateur à vapeur qui envoie dans toutes les directions des nuages phéniqués.

B. *Pendant l'opération.* — Pour que le milieu ambiant soit aussi aseptique que possible, Lister conseille d'opérer sous le nuage phéniqué (1) « spray » obtenu comme nous venons de le dire. Toutes les fois que les mains du chirurgien sont un peu souillées, il doit les replonger dans un mélange antiseptique; les instruments sortis du liquide purificateur y seront replacés avant d'être mis en contact avec la plaie, et si pour un motif quelconque il faut s'arrêter, le champ opératoire sera recouvert d'un linge ou d'une éponge antiseptique.

C. *Après l'opération.* — Le pansement se compose d'un ensemble de substances (protective, gaze antisepti-

(1) Nous exposons ici la méthode primitive de Lister, car depuis deux ans environ Lister a modifié sa pratique; il se sert surtout du cyanure double de zinc et de mercure dont il se déclare très satisfait.

que, mackintosch), imprégnées de préparations phéniquées. Ces pièces de pansement doivent dépasser large-
ment les limites de la blessure, de manière à former autour
d'elle une atmosphère délétère pour les microbes, et partant à les empêcher jusqu'à la guérison de se mettre en
contact avec la partie malade.

Ainsi donc, vous le voyez, Mesdames, l'antisepsie est
une lutte de tous les instants, et la moindre omission
dans ce cérémonial laissera passer les germes néfastes
et pourra amener la mort du blessé. Malgré les précautions les plus minutieuses, il est bien difficile, même
aux gens les plus rompus avec la pratique de l'art, de ne
pas commettre quelque faute, aussi les critiques ne tar-
dèrent-elles pas à se faire jour contre la méthode.

Nombre d'esprits sérieux arrivèrent à se demander si
les microbes étaient véritablement aussi répandus qu'on
voulait bien le dire, si les substances prétendues antiseptiques avaient une puissance aussi considérable que l'af-
firmaient certains chirurgiens, enfin il se trouva encore des
gens assez audacieux pour avancer que les antiseptiques
étaient nuisibles parfois et qu'ils étaient loin, somme
toute, de favoriser la guérison des plaies. De là à démolir
le rituel listérien il n'y avait qu'un pas et il fut vite
franchi.

Le spray, si gênant pendant les opérations, fut tout d'a-
bord supprimé; l'acide phénique, parfaitement désagréable
pour les mains, remplacé par le bichlorure de mercure ou
même par de l'alcool. Enfin le système de pansement si
compliqué adopté par Lister ainsi que les diverses gazes
salycilées, salolées etc. ont été abandonnés, et nombre
de praticiens se contentent aujourd'hui du vulgaire coton,
mais bien entendu ce coton a été préalablement stérilisé.
C'est ainsi que vous pourrez voir notre maître et ami Ter-
rier mettre sur le ventre de ses opérées d'ovariotomie une
couche épaisse d'ouate stérilisée.

Les antiseptiques sont donc laissés de côté, mais la sté-

rilisation est poussée à ses limites extrêmes. On ne cher-
che plus à détruire des microbes plus ou moins connus; on
s'efforce de n'en porter aucun sur le malade. C'est cette
nouvelle méthode qui se nomme « Asepsie ».

Une comparaison familière me permettra de mieux vous
faire saisir la différence capitale entre ces deux méthodes :
Vous êtes en voyage et, pendant que les chevaux montent
péniblement une côte, vous liez conversation avec le
conducteur de la voiture publique qui vous décrit la petite
ville où vous allez être obligée de passer la nuit. Vous
vous informez de l'hôtel, on vous répond qu'il est confor-
table; mais, ajoute votre automédon, il n'est pas absolument sûr que les lits soient vierges de tout habitant,
et, d'un geste souligné par un coup d'œil expressif, il
vous fait comprendre que puces et punaises s'apprêtent
à se repaître de votre sang.

Guidée par l'instinct de la conservation et aussi par une
envie de dormir bien légitime après une journée fati-
gante, vous vous précipitez dès votre arrivée chez l'épicier le plus en vogue du pays et vous vous munissez à
beaux deniers comptants d'une boîte d' « Insecticide »; surtout, avez-vous bien soin d'ajouter, donnez-moi le meilleur.
Ayant en poche votre précieux talisman, vous dînez de
bon appétit en pensant, non sans une certaine satisfaction,
à la surprise désagréable que vous réservez à vos ennemis.
Enfin l'heure est arrivée, vous traînez votre lit au milieu
de la chambre et, armée du fameux soufflet, vous saupou-
drez les coins et les recoins, rien n'échappe à votre inves-
tigation ; bien plus, par surcroît de précautions, saisissant
votre carafe, vous faites tout autour de votre lit un véritable fossé devant lequel s'arrêteront fatalement les co-
hortes ennemies. Cela fait, vous vous déshabillez promp-
tement et pénétrez dans vos draps. Cependant le sommeil
ne vient pas tout de suite, les idées les plus bizarres han-
tent votre cerveau, vous énumérez lentement toutes les
précautions prises; mais êtes-vous bien sûre qu'elles soient

suffisantes? le cercle tracé par votre carafe n'est-il pas déjà sec en plusieurs endroits? la poudre que vous a vendue l'épicier a-t-elle bien toutes les propriétés insecticides que lui attribuait un prospectus mensonger? enfin, n'y a-t-il pas dans un coin de ce bois de lit un bataillon tout entier qui a échappé à votre artillerie, et ses colonnes serrées ne sont-elles pas déjà en marche pour venir vous demander compte du meurtre de leurs frères? C'en est trop, vos cheveux se hérissent, une sueur froide mouille vos tempes, vous sautez à bas du lit et allumez la bougie, prête à combattre l'ennemi invisible. Et cependant vous aviez fait de votre mieux pour rendre vaine l'attaque de vos adversaires; vous aviez accumulé moyens de défense sur moyens de défense; en un mot, vous aviez fait de l'*Antisepsie*.

A quelque temps de là, au contraire, vous arrivez chez vous. En votre absence votre propriétaire aimable (on prétend qu'il en existe encore) a fait mettre à neuf les peintures de votre appartement; votre femme de chambre, attendant le retour de l'enfant prodigue, a mis sur un lit bien épousseté des draps d'une blancheur immaculée, par surcroît de précautions elle vous a préparé un bain aromatisé à votre parfum favori; après ce bain, vous prenez du linge blanc et vous vous couchez avec bonheur. Et alors, sûre de n'avoir plus à craindre la morsure des puces et des punaises, vous vous endormez mollement sans aucune arrière-pensée, bénissant votre propriétaire et votre femme de chambre qui ont fait pour vous de l'*Asepsie*.

Saisissez-vous maintenant la différence capitale entre les deux méthodes? l'Antisepsie c'est la lutte, l'Asepsie c'est l'absence d'ennemis.

Comparez la tranquillité de l'opérateur aseptique avec l'inquiétude de celui qui fait de l'antisepsie, et vous comprendrez facilement pourquoi nombre de chirurgiens ont abandonné la pratique listérienne pour devenir partisans de la deuxième méthode.

Comment fera-t-on l'Asepsie? En opérant dans un milieu convenable avec des mains propres et des instruments stérilisés, en ne laissant approcher du malade que des gens munis de vêtements appropriés et rompus à la pratique aseptique.

Examinons un peu ces divers *desiderata* :

A. *Antisepsie du milieu.* — Autant que possible la salle dans laquelle se pratiquent les opérations doit être dépourvue de tapis, de rideaux, de tentures; elle doit être nue, tous les objets accrochés ou pendus aux murs constituant autant de nids à poussière, partant de réceptacles à microbes. Le plancher sera recouvert de linoleum ou de toile caoutchoutée se lavant commodément. Au lieu d'un plancher, mieux vaudrait avoir un sol cimenté n'offrant aucune solution de continuité dans laquelle les poussières puissent séjourner, et avec une inclinaison suffisante pour qu'à la suite des lavages à grande eau, fréquemment nécessaires, les liquides trouvent un écoulement facile. Les murs doivent être peints à l'huile, ou mieux, recouverts de carreaux en faïence, de plaques de verre ou d'un enduit imperméable. Le badigeon fait avec un lait de chaux et de la gélatine n'est d'abord pas susceptible d'être lavé et de plus il a le grave inconvénient de retenir toutes les matières organiques dissoutes dans la vapeur d'eau. *Kulman, Kirchner* et *Chalvet* ont montré que les matières organiques contenues dans les murs ainsi badigeonnés pouvaient atteindre jusqu'à 54 %.

Après chaque opération, il faut que la salle soit lavée, ventilée et ramenée à un état aussi aseptique que possible.

L'hygiène de la pièce dans laquelle on transporte le patient après l'opération doit être l'objet de soins tout aussi minutieux. Il faudrait redoubler de précautions si, par hasard, le malade hospitalisé précédemment dans cette chambre avait été atteint d'affection contagieuse. En ce cas, le moyen le plus simple consisterait à fermer hermé-

tiquement toutes les issues de la chambre et à faire brûler
au milieu 20 grammes de fleur de soufre par mètre cube.
Il est conseillé de répandre au préalable de l'eau dans la
chambre et de mouiller les parquets et les murs, car on a
remarqué que l'action de l'acide sulfureux était beaucoup
plus énergique en présence de l'humidité. La chambre
reste fermée pendant trois jours, puis est ensuite ventilée
et aérée. Le fait suivant montre que l'on peut avoir toute
confiance dans ce mode de désinfection : En 1887, l'Admi-
nistration de l'assistance publique jugea nécessaire la
création d'un troisième service chirurgical à l'hôpital
Saint-Louis; ce service fut confié à notre excellent maître
Lucas-Championnière. Or, pour installer son service, on
lui offrit des baraques qui, depuis nombre d'années, ser-
vaient de pavillons d'isolement aux varioleux et aux cho-
lériques. Lucas-Championnière accepta, mais avant de
prendre possession de ces baraques, il fit traiter chacune
des salles ainsi qu'il a été dit ci-dessus, en outre les plan-
chers furent lavés au chlorure de zinc. Or, depuis 1887,
aucun cas de variole ni de choléra n'a été observé dans ce
service.

B. *Asepsie du chirurgien et de ses aides.* — Si l'on ne
veut rien inoculer aux blessés ou aux opérés, il faut, de
toute évidence, que les mains de l'opérateur et de ses aides
ne servent pas de véhicule aux microbes. Or, il est aujourd'hui parfaitement établi, et cela par des faits et des
expériences indiscutables, que des mains non aseptiquées
jouent parmi les causes de l'infection un rôle capital. Du
reste, bien que cela ait l'air fort simple, il n'est pas si facile
qu'on pourrait le croire au premier abord d'obtenir une
asepsie complète des mains. Si l'on prenait une des dames
qui me font l'honneur de m'écouter, au moment où elle
sort de son cabinet de toilette, et si on lui disait que ses
mains élégantes, souples, blanches et potelées portent
disséminés à leur surface des poisons plus lents mais aussi

sûrs que le curare, elle serait assurément très surprise. Cependant l'essai a été fait et il n'a pas été négatif. On a fait plonger dans des tubes de gélatine stérilisée des doigts blancs, mignons et parfaitement soignés ; or, peu après, les tubes se sont remplis de microbes, preuve qu'ils avaient été ensemencés, mais preuve évidente aussi que la plaie d'un opéré aurait pu être infectée.

Pour obtenir des mains à peu près sûrement aseptiques, il faut se les laver d'abord plusieurs fois avec de l'eau tiède et du savon, mais autant que possible, et dans les hôpitaux et les cliniques cela doit être toujours, l'eau dont on se servira sera de l'eau filtrée et bouillie au préalable, de plus la brosse elle-même sera conservée dans un liquide spécial.

Après ce savonnage méticuleux, pendant lequel il est nécessaire de porter particulièrement son attention sur la rainure et l'espace sous-onguéal, nous empruntons à l'antisepsie ses procédés d'attaque et, puisqu'il y a des microbes et qu'il faut les détruire, nous plongeons nos mains dans la substance microbicide par excellence, la solution de sublimé ou bichlorure de mercure au 1/1000ᵉ.

Par cet ensemble de moyens on obtient 90 fois sur 100 environ, d'après les recherches de Roux et Reyniès, une asepsie certaine.

Seulement, ici, rappelez-vous que les mains ainsi lavées *ne doivent jamais être essuyées*. N'allez pas compromettre cette asepsie si péniblement obtenue en touchant une serviette dont la qualité au point de vue aseptique est toujours douteuse.

Il ne suffit pas d'avoir des mains aseptiques, il faut encore se défier des vêtements. L'habit de ville dans toutes les cliniques et maisons de santé bien tenues est laissé à la porte et remplacé par des blouses ou des sarraus qui doivent sortir non d'un placard, mais bien de l'étuve ou du chauffe-linge. Autrefois, pour mieux voir les opérations, les élèves s'empilaient les uns sur les autres, formant autour de là table d'opération de véritables grappes humaines ; on avait comme vêtement d'hôpital un vieux paletot qui ne pouvait plus servir à aucun usage. Aujourd'hui les élèves doivent se tenir loin de l'opérateur, il leur est défendu de venir tourner autour de lui, et, dans quelques cliniques allemandes, exemple que l'on ne saurait trop louer, le public est séparé de l'opérateur et de ses aides par une cloison en verre, de manière à ce qu'aucun contact néfaste ne puisse avoir lieu. Chacun des aides chargés d'assister le chirurgien, médecin, étudiant, infirmier ou infirmière, directeur ou directrice de clinique, a fait subir à ses mains le même nettoyage, s'est couvert des mêmes vête-ments stérilisés ; et si, pour une cause quelconque pen-dant le cours de l'opération, ils sont obligés de toucher à un objet qui n'a pas été stérilisé, ils sont immédiatement remplacés par un autre aide ou, de nouveau, ils vont se purifier les mains.

Il faut aussi que chirurgiens et aides se surveillent sans cesse et fassent attention de ne pas sacrifier à un certain nombre de manies et d'habitudes dont il est toujours difficile de se débarrasser. — « Que de fois, dit notre ami Reynier (1), chirurgien des hôpitaux, professeur agrégé à la Faculté de médecine de Paris, ai-je vu un chirurgien, sans y penser, mettre le manche de son bistouri dans sa bouche, cavité remplie de microbes et infecter par un oubli regrettable son instrument ; ou encore on voit le chirurgien, par un geste machinal, essuyer son instru-ment, ses mains sur son tablier, ou se frotter le nez, ou se passer les mains dans les cheveux et, sans se les aseptiser à nouveau, toucher le malade avec ces mains ainsi réin-fectées. Les Allemands, plus minutieux, ont poussé les précautions encore plus loin ; quelques-uns conseillent au chirurgien de prendre un bain avant d'opérer, et pour eux, le chirurgien idéal serait celui qui, sortant de ce bain, viendrait dans sa nudité aseptique opérer son malade.

(1) Reynier : *Conférence sur l'Antisepsie*, 1890.

Poussées si loin ces précautions frisent le ridicule, cependant, sans les conseiller, je ne suis pas de ceux qui voudraient s'en moquer, car il vaut encore mieux, en asepsie, pécher par excès que par défaut. »

En entendant les explications précédentes, je suis bien sûr que nombre d'entre vous, Mesdames, ont dû se faire la même réflexion et se dire : Mais s'il est nécessaire de prendre tant de précautions relativement au milieu, s'il est indispensable d'avoir des aides aussi bien dressés, comment font les chirurgiens lorsqu'ils veulent opérer dans la pratique civile, hors de leur milieu? Et vous avez raison, Mesdames; en vous demandant comment nous faisons, vous touchez ici un des points les plus difficiles de notre art. Le bon sens et la saine logique exigeraient, les cas d'urgence mis à part, qu'un chirurgien ne consentît jamais à opérer en dehors de la maison de santé. Chacun de nous devrait avoir hors de la ville une petite villa, disposée à cet effet, dans laquelle il opérerait avec un confrère, toujours le même, confrère auquel il servirait d'aide à son tour, lorsque celui-ci prendrait le couteau, et tous les deux seraient assistés d'un personnel dressé à toutes leurs manies. Les opérations deviendraient ainsi moins graves, moins meurtrières, les complications qui viennent quelquefois entraver la guérison seraient supprimées, les malades auraient des garanties beaucoup plus grandes et les praticiens une quiétude à laquelle, hélas! ils ne sont pas habitués. En attendant que ces mœurs nouvelles soient entrées dans nos idées, nous, chirurgiens, travaillons de notre mieux pour bien faire.

Dans les grandes villes, nos maîtres ont obtenu l'installation de sortes de maisons de santé; ils refuseraient carrément de pratiquer à domicile une opération abdominale un peu importante; mais leurs maisons de santé tenues par des tiers sont, comme les hôtels, à la disposition de tous ceux qui veulent y aller opérer et, dès lors, elles ne présentent plus à chacun les garanties désirables. Il y a sous ce rapport une réforme urgente à introduire dans nos habitudes, et nous sommes persuadé qu'avant peu ces idées nouvelles auront partout gain de cause.

C. *Asepsie des instruments.* — Sous l'influence des idées que nous venons d'avoir l'honneur de vous exposer, notre matériel instrumental s'est absolument transformé. Tous nos instruments, aujourd'hui, sont entièrement en métal; les manches en bois quadrillé, les plaques de corne ou d'écaille avec lesquels étaient montés les bistouris, les couteaux, les scies et les marteaux de nos anciens, sont absolument proscrits. Ils avaient le grave inconvénient de ne pouvoir être bien nettoyés; de plus, la manière même dont ils étaient montés les rendait impropres à subir les différentes épreuves auxquelles on doit les soumettre pour les rendre aseptiques.

Les chirurgiens listériens conseillent, pour stériliser les instruments, de les brosser d'abord soigneusement avec de l'eau savonneuse, puis de les plonger pendant quinze ou vingt minutes dans une solution phéniquée de 1/20. Or, ce procédé est manifestement insuffisant, car Miquel (Annuaire de Monsouris 1881) a montré que certains microbes vivaient fort bien dans les solutions phéniquées. Redard a soumis des sondes, des lames de bistouris, des aiguilles perforées, des pinces, etc., imprégnées de différents microbes, à des contacts de 12 et même de 24 heures avec des solutions phéniquées et il a vu que ces instruments n'étaient pas stérilisés.

Le flambage convient pour certains instruments, pinces, sondes; mais, outre qu'il est peu facile de flamber les gros instruments, les bistouris soumis à cette épreuve voient leur tranchant rapidement émoussé.

Plonger les instruments dans une solution phéniquée et maintenir cette solution pendant un certain temps à l'ébullition est une méthode fort acceptable et surtout fort commode pour le praticien de province; toutefois elle ne présente pas les conditions de certitude absolue. Il faudrait pour cela que l'eau eût été portée dans une autoclave à la température de 120°.

Voilà pourquoi, depuis un certain nombre d'années, on a abandonné ces divers procédés pour se servir presque exclusivement des étuves sèches. Ce sont des appareils spéciaux en métal, généralement en cuivre, dont l'intérieur est disposé comme nos fourneaux de cuisine, c'est-à-dire munis de plaques percées de trous. Les instruments, bien lavés et bien séchés à la vapeur, sont placés sur ces rayons, puis à l'aide d'une couronne de gaz ou d'une lampe à alcool, la température intérieure est portée à 180° et 200°.

En sortant de cette étuve, les instruments sont plongés dans une solution phéniquée, non plus pour les stériliser, mais pour les maintenir dans l'état d'asepsie où ils sont au sortir de l'appareil.

Nous laisserons de côté la préparation des éponges, qui constitue une véritable manipulation chimique et ne peut être faite que par des gens habitués.

Un point capital de la pratique aseptique consiste à n'employer, pour faire les diverses solutions dont on doit se servir, que de l'eau distillée ou de l'eau du filtre Pasteur *ayant bouilli*. Nous insistons sur cette particularité, car il n'est pas rare de voir prendre de l'eau ordinaire pour préparer ces solutions, et si messieurs les pharmaciens examinaient sérieusement leur conscience à cet égard, peut-être ne la trouveraient-ils pas de la couleur de la blanche hermine. Cependant les chiffres suivants, empruntés à un travail de M. Miquel, nous montrent à quels dangers on s'expose en agissant ainsi.

D'après cet auteur on trouve par litre :

Dans l'eau de pluie........... 64.000 microbes.
Dans l'eau de la Somme....... 248.000 —
Dans l'eau de la Seine à Bercy. 4.860.000 —
Dans l'eau de la Seine à Asnières 12.000.000 —
Dans l'eau d'égout prise à Clichy 80.000.000 —

Je ne sais si l'eau de Clermont a été analysée à ce point
de vue, mais je vous engage à la tenir pour fort suspecte.

D. *Asepsie du malade.* — Il ne suffit pas d'avoir des
mains, des instruments, des aides et un milieu aseptiques,
il faut encore soumettre le malade à une préparation qui
a pour but de rendre inoffensive la région sur laquelle on
doit opérer. Cette région sera donc d'abord rasée si elle
est couverte de poils, puis nettoyée avec de l'eau tiède, du
savon et une brosse ; cela fait, il est prudent de la frotter
avec des tampons d'ouate imbibés d'éther ou d'alcool à 90°.
Alors seulement que toutes les substances grasses ou
épidermiques auront été enlevées, on la lavera avec une
solution phéniquée ou une solution de sublimé. En attendant l'opération, cette région sera recouverte de compresses stérilisées et trempées dans des solutions antiseptiques.

Toutes les précautions ayant été ainsi rigoureusement
prises, il est bien évident, si par exemple vous assistez à
une opération sur l'abdomen, que le chirurgien n'aura
pas besoin, comme on le faisait autrefois, de laver l'abdomen après l'opération avec des solutions antiseptiques.
Il ne sera pas entré de microbes dans cet abdomen, il est
donc bien inutile de songer à les détruire.

Mais si vous avez prêté à mes paroles une attention
bienveillante, vous devez comprendre, Mesdames, que la
méthode aseptique ne saurait convenir à tous les cas. Dans
toutes les circonstances où l'ennemi a déjà pénétré dans la
place, l'asepsie est insuffisante. Ainsi, supposez qu'il s'a-
gisse d'ouvrir une collection purulente superficielle ou
profonde, le foyer de cette collection étant rempli de
microbes, nous serons obligés d'imiter votre conduite
dans l'hôtel dont nous avons parlé. Nous prendrons
notre antiseptique le plus énergique et nous ferons tous
nos efforts pour qu'aucune partie du foyer ne puisse
échapper à son action. Toutes les fois donc que nous
devrons livrer bataille, nous demanderons à l'antisepsie

de venir à notre aide, et nous multiplierons nos moyens d'attaque pour faire à nos ennemis tout le mal possible, notre objectif étant de les détruire entièrement. Au contraire, lorsque la région sur laquelle nous opérerons sera indemne de toute inoculation, nous nous bornerons à ne pas permettre à l'ennemi l'entrée de la place et l'asepsie alors sera bien suffisante.

Maintenant que nous sommes en mesure de nous comprendre, il nous reste, Mesdames, à examiner ensemble quels sont les devoirs qu'auront à remplir au point de vue de l'asepsie et de l'antisepsie, celles d'entre vous qui auront l'honneur de se trouver à la tête de nos ambulances.

Tout d'abord, pénétrez-vous bien de ce fait : quel que soit le nombre de médecins et de chirurgiens que vous ayez à votre disposition, ils seront fatalement débordés, et n'auront matériellement pas le temps nécessaire pour s'occuper de l'organisation intérieure des services. C'est donc à vous, Mesdames, qu'incombe le devoir de tout préparer, de tout surveiller, pour que nous puissions recevoir nos blessés dans des locaux convenables, et pour qu'aux chances de mort par le feu de l'ennemi il ne vienne pas s'ajouter ce facteur bien autrement redoutable, « l'infection ».

Votre excellent secrétaire-général, M. le docteur Bouloumié, vous disait il y a quelques semaines : « Dès le temps de paix, il faut que vous connaissiez les locaux dans lesquels vous installerez les ambulances, il faut que vous vous soyez entendues avec des gens compétents relativement aux réparations que ces locaux devront subir, les devis doivent être prêts et le jour de la déclaration de guerre vos ouvriers se mettront à l'œuvre. » Eh bien, Mesdames, parmi ces réparations, celle à laquelle vous devez songer tout d'abord, c'est la désinfection. Aussitôt que les salles vous seront livrées, nous voudrions qu'immédiatement elles fussent soumises à la sulfuration; deux jours après elles seraient ouvertes et les parquets et les boiseries lavés avec des solutions de sublimé ou de chlorure de zinc, alors seulement on y transporterait les lits. Il serait aussi nécessaire que la literie et le linge que vous recevrez aient subi une désinfection sérieuse.

Nous avons dit que pour laver les plaies et nos mains, pour faire des solutions antiseptiques convenables, nous pourrions ajouter pour donner à boire à nos blessés, il nous fallait une eau filtrée; une fois les salles désinfectées, vous devez donc songer à faire installer une batterie de filtres Chamberland, contenant un nombre de bougies suffisantes. Autant que les conditions le permettront, vous réserverez une petite pièce pour en faire la salle d'opérations. Là, vous ferez disposer un chauffe-linge et une étuve pour la stérilisation. Voilà tout ce qu'il nous faut, et ne vous effrayez pas, les sacrifices pécuniaires nécessaires pour faire face à ces exigences ne sont pas bien considérables.

Comme en temps de guerre le moment des opérations ne saurait être prévu, qu'à tout instant on peut avoir besoin d'intervenir, vous aurez toujours un matériel instrumental stérilisé et prêt à être livré au chirurgien. Suivant les systèmes qui seront à votre disposition, on vous expliquera la manière de s'y prendre pour arriver à ce résultat.

Tout blessé arrivant à votre ambulance devra subir une toilette aseptique. Il sera déshabillé dans une salle spéciale où se trouveront un ou plusieurs lits recouverts d'un taffetas imperméable, puis, à moins qu'il ait déjà subi un pansement, ce que vous verrez sur la fiche qui l'accompagnera, les environs de la plaie seront rasés et nettoyés suivant les règles exposées ci-dessus. En attendant la visite du médecin, cette plaie sera recouverte de compresses stérilisées et imbibées de solutions antiseptiques, en sorte que si une intervention est jugée nécessaire on pourra y procéder sans retard.

Les différentes pièces de pansement, ouate, gazes anti-

septiques diverses seront conservées dans des flacons de
verre hermétiquement clos. Vous dresserez vos infirmières
à ne jamais laisser ces flacons débouchés, et surtout à ne
jamais y introduire les mains. Dans les services mal tenus,
dès que le chirurgien demande du coton, un morceau de
gaze, un tampon ou une éponge, tout le monde se pré-
cipite, et le premier arrivé, spectateur, assistant, garçon
ou fille de salles, prend l'objet demandé et le passe avec des
mains absolument souillées. Vous ferez comprendre à
votre personnel que ce zèle est évidemment louable mais
dangereux. Seuls le chirurgien ou ses aides, dont les
mains sont stérilisées, doivent toucher à ces substances,
les employés subalternes se contenteront de tendre les
flacons, de les ouvrir et de les refermer.

Nous aurions beaucoup à dire sur la tenue des salles.
Il est déjà convenu que tout meuble qui n'est pas indispensable est supprimé, on ne verra donc dans vos salles
que des lits et des tables de nuit; et ces dernières doivent-
elles être l'objet d'une surveillance incessante. C'est dans
leur tiroir, sur la tablette de ce meuble que les malades en-
tassent pêle-mêle tout ce qu'ils ont à eux, tout ce que des
parents ou des amis bien intentionnés, mais imprudents,
leur apportent du dehors. Si vous n'y veillez, ces tables
seront bientôt un réceptacle d'immondices et partant une
source d'infection.

Le nettoyage et la toilette de vos salles demandent des
soins spéciaux et un *modus faciendi* en rapport avec l'antisepsie. En général, le nettoyage des appartements se fait
avec un balai, un plumeau, une époussette, etc. C'est de
cette manière que l'on nettoie chaque matin nos appartements. Or, que font nos domestiques, sinon mettre en
mouvement des nuages de poussière que l'on transporte
ainsi d'un point à un autre. Cela est si vrai, que pour
essuyer les boiseries on attend que la poussière soit
tombée. Eh bien, si vous agissez ainsi dans une ambulance
vous mettrez en mouvement des nuées de microbes, car

malgré vos soins, malgré votre surveillance, vous n'arriverez pas à obtenir une salle aseptique, et sur quoi retombera la poussière, c'est-à-dire les microbes ? Sur les lits et sur vos blessés.

Pour éviter ce fâcheux résultat, vous ferez promener sur les parquets et les murs, des linges ou des morceaux de laine trempés dans des solutions antiseptiques ; de plus, les salles seront aérées et ventilées avec soin.

Il ne restera dans la salle aucune substance capable de donner de mauvaises odeurs. Les divers objets retirés de sur les plaies, après avoir servi aux pansements, seront reçus dans des récipients fermant automatiquement. Aussitôt remplis, ces récipients seront enlevés, et leur contenu versé dans un fourneau bien allumé où il sera incinéré, et les récipients ne reparaîtront dans la salle qu'après avoir subi un nettoyage convenable.

Enfin, dès qu'un décès se produira, le lit, les matelas et les divers objets qui auront été au service du défunt, seront désinfectés par un des procédés en usage dans l'ambulance.

En terminant, Mesdames, vous voudrez bien nous excuser d'être entré dans des détails parfois trop techniques, mais soyez bien persuadées qu'il n'y a rien de trivial dès qu'il s'agit de la vie de nos semblables. Les statistiques de nos dernières guerres, Crimée, Italie, guerre franco-allemande, ont montré, nous vous l'avons assez répété, que le plus grand nombre des décès résultait non du feu de l'ennemi, mais de la mauvaise organisation ou pour mieux dire de l'absence d'organisation des secours. Instruits par l'expérience qui nous a coûté, hélas ! la vie de plusieurs centaines de mille hommes, nous ne devons plus être surpris. Il faut que chacun de vos comités se pénètre bien de la noble mission qu'il a à remplir, rien ne doit être livré au hasard.

Et si un jour, les statistiques de nos prochaines guerres

démontrent que grâce à votre énergie et à votre sollici-
tude, la mortalité de nos soldats a notablement diminué,
vous aurez le droit d'être fières, car ainsi que vos mères,
les femmes Arvernes, qui accompagnaient et excitaient sur
le champ de bataille leurs époux et leurs fils lorsqu'ils
allaient combattre les légionnaires de César, vous aussi
vous aurez bien mérité de la Patrie.

Clermont-Ferrand, Imprimerie Mont-Louis, rue Barbançon.

120

PRINCIPAUX TRAVAUX DU MÊME AUTEUR

1° Abcès du sinus maxillaire. (Thèse de doctorat, 1876.)

2° Nouveau procédé d'amputation sous-astragalienne. *Gazette hebdomadaire*, 1877.

3° Des périostites externes chroniques des parois thoraciques. *Archives générales de médecine*, 1878.

4° Réunion immédiate, histoire et doctrines. (Mémoire couronné par la Société de chirurgie de Paris, 1882). Publié in *Archives générales de médecine*, 1883.

5° Article Pansement du *Dictionnaire encyclopédique des sciences médicales*, 1883, en collaboration avec M. le professeur Chauvel.

6° Des pansements antiseptiques en chirurgie d'armée. Note lue au premier Congrès de chirurgie de Paris, 1885.

7° Des déformations que subissent les projectiles au contact des os longs du corps humain, de leur importance au point de vue du diagnostic en chirurgie d'armée. In *Bulletin de la Société de chirurgie*, 1885.

8° Traité de pathologie externe, par MM. A. Poulet et H. Bousquet. Doin, éditeur, 1885. Trois volumes grand in-8° de 1000 pages chaque. (La Faculté de médecine de Paris a décerné à cet ouvrage le prix Chateauvillard.)

9° L'antisepsie et la chirurgie contemporaine. Conférence faite au Palais des Facultés de Clermont-Ferrand, le 7 janvier 1887.

10° Des ulcérations syphilitiques tertiaires. *Revue de Clinique et de Thérapeutique*. Janvier 1888.

11° L'antisepsie sur le champ de bataille, conférence faite au Palais des Facultés de Clermont-Ferrand, le 27 janvier 1888.

12° Traitement des plaies articulaires. *Revue de Clinique et de Thérapeutique*, juin 1888.

13° Traitement des polypes utérins. *Revue de Clinique et de Thérapeutique*, août 1888.

14° Résultats immédiats et éloignés des opérations pratiquées pour les tuberculoses locales. Mémoire lu à la 4ᵉ session du Congrès français de chirurgie, 1889.

15° Des abcès du médiastin antérieur. Eod. loco. 1889.

16° Traitement du cancer du rectum. Mémoire lu à la Société de médecine de Gannat, 1889.

17° Du curettage de l'utérus. Technique et indications. Mémoire lu à la Société de médecine de Gannat, 1890.

18° Maladies Contagieuses. — Des mesures à prendre pour en éviter le développement, in-8°. Mont-Louis, 1891.

www.ingramcontent.com/pod-product-compliance
Lightning Source LLC
Chambersburg PA
CBHW070759220326